DE

# L'ÉPILEPSIE,

DE

# L'HYSTÉRIE,

## OU ATTAQUES DE NERFS,

ET D'UNE NOUVELLE MÉDICATION DE CES MALADIES.

**PAR F. TERRIER,**

DOCTEUR EN MÉDECINE DE LA FACULTÉ DE PARIS, ANCIEN MÉDECIN D'UN BUREAU DE CHARITÉ.

**PARIS,**

CHEZ L'AUTEUR, RUE GRANGE-BATELIÈRE, 22.

1838.

DE

# L'ÉPILEPSIE,

DE

# L'HYSTÉRIE,

## OU ATTAQUES DE NERFS,

ET D'UNE NOUVELLE MÉDICATION DE CES MALADIES.

---

## DE L'ÉPILEPSIE.

Bien que l'anatomie pathologique, ne fasse découvrir, dans le Système nerveux en général, chez les personnes qui ont succombé sous les attaques de l'Épilepsie, aucune trace de lésions qui puissent se rattacher plus particulièrement à cet ensemble d'organes, les hideux et terribles phénomènes qui constituent cette redoutable maladie, cependant, sont à n'en pas douter le résultat de troubles de l'innervation et d'un mode de souffrance particulier aux nerfs et aux centres nerveux.

Les caractères principaux de cette névrose sont la perte de la connaissance et du sentiment, avec des convulsions générales ou partielles; de revenir par accès; d'être intermittente, et le plus souvent chronique. Ces accès n'ont pas toujours la même gravité; dans certains cas ils se manifestent seulement par des absences ou des vertiges; ils durent ordinairement de cinq à vingt minutes; *nous donnons, en ce moment, des soins à un épileptique, dont les attaques durent à peine une minute : pendant ce court intervalle de temps, il perd la connaissance et le sentiment sans présenter d'autres symptômes.*

Les conséquences de cette déplorable affection, sont presque toujours funestes, car elle conduit à la paralysie générale ou partielle, à la folie, à des étouffements, à des tremblements, à l'idiotisme; il y a souvent des complications avec d'autres maladies; enfin ces malheureux malades, après avoir parcouru une existence pénible et de courte durée, succombent fréquemment à une attaque d'apoplexie.

Presque toujours les attaques d'épilepsie sont subites, et elles frappent comme la foudre. Quelquefois aussi elles s'annoncent par des signes *certains*, qu'on a désignés sous le nom *d'aura epileptica*. Ordinairement à l'extrémité des doigts, des orteils, plus rarement ailleurs, les personnes affectées d'épilepsie, quelques minutes, ou même quelques heures avant un accès, éprouvent une sensation particulière, ou c'est un chatouillement, un engourdissement, une douleur lancinante. Cette sensation s'élève parfois subitement, et le malade tombe sans pouvoir la suivre; d'autres fois elle s'élève avec lenteur et en augmentant d'intensité. Quelques malades ressentent une constriction à la gorge, un frisson glacial, un éblouissement, des éclairs qui passent devant les yeux, une migraine, des hallucinations de la vue et de l'ouïe. On observe encore d'autres phénomènes précurseurs, mais qui présentent moins de certitude. Plus ou moins longtemps avant un accès, un malaise général se fait ressentir; il y a des étourdissements, un dérangement dans les fonctions, du chagrin sans cause connue. Il devient donc important de ne pas laisser seuls ces malades, lorsqu'un de ces signes se manifeste, afin de leur éviter des chutes graves et de pouvoir les secourir pendant la durée d'un accès.

Les causes de cette maladie sont nombreuses : une chute, ou des contusions à la tête, la fracture du crâne, une lésion des filets nerveux, un état morbide des viscères, la pléthore sanguine, l'irritabilité du système nerveux, la suppression d'une évacuation habituelle, la métastase d'une éruption cutanée, une tumeur osseuse développée à l'intérieur du crâne, l'hérédité, la frayeur, les vives impressions morales, la colère, la joie imprévue, une grande contention d'esprit, l'intempérance, l'action de fixer le soleil, l'habitude de l'onanisme, les excès vénériens, l'usage du mercure, une continence sévère.

Chez les femmes, indépendamment des causes énoncées ci-dessus, il faut ajouter l'apparition difficile ou la suppression accidentelle de la menstruation, la grossesse, un accouchement laborieux.

Chez les enfants, une forte compression de la tête, le travail de la dentition, pour nourriture un lait de mauvaise qualité.

*Du traitement.*

Si nous voulions rappeler toutes les substances, toutes les médications qui ont été conseillées jusqu'à ce jour pour combattre cette affection, il faudrait faire un traité complet de matière médicale, car depuis les cendres de crâne humain, jusqu'à celles de l'hirondelle, combien de substances ont été préconisées sous le nom de *spécifique*, mais la raison et l'expérience ont fait à la longue justice de ces absurdités.

Rechercher avec la plus minutieuse attention la cause qui paraît entretenir cette névrose, telle est la première et importante indication qu'il faut suivre.

Nous recommandons aux personnes affectées de cette maladie de porter constamment un flacon d'ammoniaque, afin de le respirer au moment où quelques signes précurseurs annoncent une attaque; de porter également un autre flacon contenant deux ou trois onces d'eau et quinze gouttes d'ammoniaque, afin de prendre cette solution instantanément. Le goulot de ce flacon devra être entouré d'un linge épais, ou d'un morceau de liége, pour éviter qu'il ne se brise entre les dents; ces deux moyens parviennent fréquemment à prévenir une attaque.

Lorsqu'un accès est annoncé par un *aura*, on devra se hâter de placer une ligature au-dessus de son point de départ : dans certaines circonstances, des ligatures sur tous les membres ont suffi pour les modérer ou les arrêter; de même qu'une compression forte sur la région épigastrique, ou l'extension forcée des membres et des doigts convulsés; s'il existait un ganglion placé sur un filet nerveux, on en ferait la section, ou la cautérisation au-dessus du point de départ de l'*aura*. Si la présence d'une dent cariée occasionnait ces accidents, on en ferait l'extraction, les cautères, les moxa, les ventouses, les vésicatoires, et les sétons, sont également indiqués dans ce cas.

Pendant un accès d'épilepsie, le malade devra être couché sur le dos, la tête élevée; on lui placera, si cela est possible, un linge épais entre les machoires, afin qu'il ne puisse se mordre la langue et se briser les dents; on facilitera l'écoulement de la salive; on lui fera prendre quinze gouttes d'ammoniaque dans un peu d'eau, ou un demi-gros d'éther sulfurique, en même temps on lui ferait respirer des odeurs fortes, comme de l'ammoniaque, des plumes brûlées, de l'assa-fétida, du vinaigre des quatre voleurs. Si la rougeur de la face, la tuméfaction, un état pléthorique habituel, menaçaient d'une attaque d'apoplexie, on s'empresserait de pratiquer une saignée, ou bien on exercerait une compression sur les artères carotides; ce dernier moyen aurait non-seulement l'avantage de modérer les accès, mais il est encore, en le réitérant plusieurs fois, susceptible de procurer une guérison radicale.

Les frictions toniques et huileuses, l'électricité, les affusions, les bains à diverses températures, sont des moyens dont on peut souvent obtenir d'heureux résultats.

Les saignées souvent répétées et faites peu d'instants avant les attaques, réussissent fréquemment, chez les sujets pléthoriques. Lorsque cette maladie paraît être entretenue par suite de la suppression d'un flux sanguin, hémorroïdal, les saignées, les sangsues sont évidemment indiquées.

Si au contraire la suppression d'une dartre, d'un exutoire paraissaient en être la cause, on ferait appliquer un cautère, un vésicatoire; s'il se manifestait des signes d'une hypertrophie du cœur, on administrerait la digitale pourprée, l'eau distillée de laurier cerise, le nitrate de potasse.

Les bains froids, un régime fortifiant, les toniques, le sirop de quinquina, les eaux minérales de Pougues, de Langeac, de Seltz, conviennent aux malades faibles, nerveux, ou qui sont épuisés par des excès vénériens, l'onanisme, ou de grandes pertes.

Lorsqu'il n'existe pas un état d'irritation dans le tube intestinal, les lavements purgatifs répétés pendant un mois à un jour d'intervalle ont été souvent suivis d'une notable amélioration.

Une abstinence presque complète d'aliments pendant plusieurs mois, et selon la force du sujet en suivant d'ailleurs cette abstinence graduellement, est une médication qui compte des succès, elle demande pour être suivie, une grande force de caractère ou une grande résignation. *Nous connaissons un monsieur* qui devint épileptique par suite de la vive et pénible émotion qu'il éprouva lors de l'explosion de la machine infernale (rue Saint-Nicaise, sous le consulat), et qui fut guéri pour toujours, en se privant d'aliments solides pendant quatre mois. Il avait épuisé pendant deux ans la plupart des traitements connus.

Que la cause qui paraît entretenir cette névrose, soit ou non reconnue, il arrive trop souvent que les traitements les plus rationnels viennent échouer. Les substances et les médicaments que nous allons énumérer sont le plus fréquemment employés, soit seuls ou combinés ensemble. Ce sont la valérianne, les feuilles d'oranger, la digitale pourprée, l'ellébore, la pivoine, le narcisse des prés, le camphre, la jusquiane, la belladone, le datura-stramonium, la rue, le sédum acre, le gui de chêne, le dictame, l'essence de térébentine, l'acide hydrocianique, l'eau distillée de laurier cerise, le quinquina, les amandes amères, la poudre d'armoise, le castoréum, le musc, l'huile animale de dippel, le phosphore, l'acétate de plomb, l'arsenic, le nitrate d'argent, le cuivre, le mercure, l'argent.

Parmi ces nombreuses substances qui ont été et sont encore aujourd'hui administrées avec des succès divers, pour combattre cette maladie, se trouve le quinquina. C'est spécialement comme tonique, que cette précieuse écorce est conseillée. Quoi qu'il en soit, plusieurs praticiens célèbres avaient entrevu qu'on pouvait obtenir de sa propriété anti-périodique, dans de certains cas, un avantage incontestable. Un malade cité par Dumas, était pris des phénomènes épileptiques, toutes les fois qu'il voyait du punch, et qu'il en respirait l'odeur. Cet habile praticien, profita de cette indication, pour faire revenir les accès périodiquement, il fit alors prendre le quinquina, comme anti-périodique, à ce malade, qui fut guéri par cet ingénieux procédé.

Monsieur le docteur Piorry, habile praticien de Paris, combattit le premier avec le sulfate de quinine à haute dose l'hystérie et l'épilepsie. Ces expériences furent faites, il y a environ deux ans, sur plusieurs malades affectés de ces névroses. Les doses auxquelles il administra ce médicament furent portées jusqu'à soixante grains. Plusieurs années auparavant, le sulfate de quinine avait été donné à des doses aussi fortes, à l'Hôtel-Dieu, à des malades atteints d'engorgements à la rate, et dans ces deux circonstances, il ne se manifesta chez ces divers malades aucun accident qui aurait pu être attribué à l'emploi de cette substance. Quoi qu'il en soit, ce précieux médicament agit d'une manière remarquable, en retardant et en entravant les attaques de l'épilepsie ou de l'hystérie.

Il est facile d'apprécier tout le parti qu'on peut retirer de l'emploi de ce médicament, contre ces maladies, lorsqu'elles sont annoncées surtout par des signes précurseurs, et qu'elles reviennent périodiquement.

Il convient, avant d'administrer le sulfate de quinine à cette dose, de s'assurer de l'état des voies digestives; si de ce côté en effet il se présentait quelque contre-indication, il faut alors recourir à la méthode endémique. (Nous l'avons souvent fait prendre de cette manière.)

L'âge, le sexe, les forces du sujet, doivent être pris en considération quant aux doses et à la manière de l'administrer; nous le donnons le plus souvent en pilules, d'autres fois dans de l'eau en le faisant préalablement dissoudre avec trois gouttes d'acide sulfurique; on peut encore le donner au moyen de lavements.

Malgré les soins les plus rationnels et les mieux indiqués, cette funeste maladie se montre souvent rebelle à toutes les médications; lorsqu'elle provient en effet, soit d'un kiste ou d'une tumeur osseuse développée à l'intérieur du crâne, de sa mauvaise conformation, ou de sa petitesse, de la présence d'hidatides, que peut l'art dans ces circonstances? Quoi qu'il en soit, si contre cette terrible névrose la la science vient trop souvent échouer, les devoirs du médecin ne sont point encore accomplis, tous ses efforts devront se porter à diminuer l'intensité des attaques, à les rendre moins hideuses, et à préserver ces malheureux malades des dangers auxquels ils sont exposés pendant leur durée.

## *Observations.*

Un jeune homme de vingt-deux ans, fortement constitué, présentant tous les caractères du tempérament sanguin, me consulta, il y a environ six mois, pour des accès d'épilepsie; il était atteint de cette névrose depuis cinq ans. Avant la première attaque il avait été sujet à une épistaxis, qui revenait plusieurs fois dans le cours de l'année. Sans cause appréciable, cette hémorragie s'était tout à coup supprimée. Ce fut peu de temps après que survint la première attaque d'épilepsie. Les saignées, l'application de sangsues, en un mot les moyens rationnels avaient été mis en usage pour faire reparaître ce flux sanguin, mais sans succès; des cicatrices à la langue, plusieurs dents brisées annonçaient la violence des attaques. Les phénomènes épileptiques revenaient ordinairement deux et trois fois par mois, et ils étaient annoncés par une migraine très-intense un ou deux jours à l'avance; une saignée pratiquée au moment de l'apparition de la migraine avait l'avantage d'en modérer la violence.

Je conseillai à ce malade de continuer de se faire saigner toutes les fois que la migraine se ferait ressentir, et de prendre deux jours de suite soixante grains de sulfate de quinine, de s'arrêter un jour, et de prendre encore ce médicament deux jours, à la même dose. Sa nourriture se composait d'aliments peu substantiels, et pour boisson de l'eau rougie. Ce malade a suivi ce traitement pendant plusieurs mois, se faisant saigner, et prenant le sulfate de quinine aussitôt que la migraine apparaissait. Il n'éprouve plus maintenant de symptômes épileptiques, sa migraine a moins d'intensité; j'ai fait appliquer un cautère au bras, et les saignées sont moins fréquentes; en persévérant, je ne doute pas que la guérison ne soit à jamais obtenue.

---

Mademoiselle..... âgée de vingt-cinq ans, tempérament nerveux, intelligence faible, est épileptique depuis l'âge de douze ans, par suite d'une frayeur ; aucun phénomène précurseur ne dénote le retour des accès. La première apparition des règles n'a pas modifié cette maladie; elles reviennent assez régulièrement chaque mois; elles sont précédées de douleurs, et peu abondantes, le plus souvent elle est prise de deux attaques dans un mois; elle a été aussi trois mois sans en ressentir. Il n'y a jamais eu dans la famille de personnes atteintes de cette maladie; appartenant à une classe opulente de la société, beaucoup de médications ont été suivies sans apporter d'amélioration.

Régime un peu tonique, tous les jours un demi-bain très-chaud pendant vingt minutes, on lui pose sur la tête pendant qu'elle est dans le bain une vessie contenant de la glace. Mademoiselle.... prend en outre chaque jour, trois à quatre gros de la poudre de racine d'armoise, en trois fois, et trois verres d'une infusion de feuilles d'oranger. Lorsque quelques douleurs annoncent le retour des règles, elle prend chaque jour, jusqu'à leur apparition, trois ou quatre cuillers de sirop d'armoise et quelques verres d'une infusion de matricaire. Pendant cet intervalle, l'usage de la poudre de racine d'armoise est suspendu. Depuis huit mois cette demoiselle n'a ressenti aucune attaque d'épilepsie ; mais je me propose de lui faire continuer ce traitement pendant encore plusieurs mois.

---

Une jeune fille de quatorze ans, épileptique depuis l'âge de huit ans, sans cause connue, éprouvait (indépendamment des accès ordinaires) une attaque de cette maladie toutes les fois qu'une personne étrangère à sa famille et à ses habitudes se présentait à l'improviste devant elle. Consulté par les parents de cette jeune malade, je me rappelai l'observation citée par Dumas, et, à son exemple, je fis prendre à ces accès un caractère périodique; le sulfate de quinine, à la dose de trente grains, continué tous les trois jours pendant six mois, est parvenu à faire disparaître tous les phénomènes épileptiques.

M. B...., âgé de trente-six ans, tempérament nerveux, est tombé épileptique, par suite de la masturbation, à l'âge de seize ans. Il avait fait, à plusieurs époques, divers traitements. Il y a plus d'un an qu'il m'a consulté pour la première fois. Sa santé alors me parut ne pas être détériorée. Il y avait cependant une grande susceptibilité nerveuse, et son intelligence était, me dit-on, beaucoup affaiblie; les attaques d'épilepsie revenaient ordinairement une ou deux fois dans le cours du mois, et toujours pendant la nuit depuis plusieurs années.

Traitement : un bain froid tous les deux jours; il y reste une demi-heure. Pendant ce temps, vessie remplie de glace appliquée sur la tête trois fois par jour, deux bols de quinquina et de rhubarde, friction chaque jour sur la colonne vertébrale avec un liniment camphré et térébenthiné, nourriture tonique prise en petite quantité, vin de Bordeaux avec l'eau de Seltz. — Il y a six mois que l'épilepsie n'a reparu.

# DE L'HYSTÉRIE,

OU

## ATTAQUES DE NERFS.

Maladie convulsive, ordinairement chronique, revenant comme l'épilepsie par accès irréguliers et intermittents, attaquant plus particulièrement le sexe féminin, et se manifestant depuis l'âge de puberté jusqu'à l'âge critique. Bien que le siége de cette névrose soit considéré le plus souvent comme fixé dans la matrice, cependant son point de départ paraît aussi quelquefois provenir du cerveau et du système nerveux en général.

Les phénomènes, précurseurs de cette affection, sont très-variables; tantôt il y a céphalalgie, crampes, douleurs, baillements, rires immodérés ou pleurs; la face est alternativement pâle et colorée. Les malades éprouvent ensuite la sensation d'une boule qui part de l'hypogastre et se porte à la poitrine et au cou, et menace de suffocation par la constriction qu'elle y fait éprouver; ils sont pris de convulsions générales ou partielles, ou d'une roideur tétanique, le ventre est ballonné; ils poussent des cris et paraissent perdre l'usage de leurs sens. Il y a rarement perte de la connaissance, et ce symptôme pourrait faire prendre cette névrose pour une attaque d'épilepsie; mais les symptômes qui constituent l'hystérie ne sont jamais aussi hideux que ceux de cette dernière; la face n'est d'ailleurs jamais aussi altérée; il ne vient pas d'écume à la bouche; les accès sont beaucoup plus longs; cependant il arrive que ces deux maladies se présentent sur un même sujet. Les phénomènes de l'une et l'autre de ces névroses ne trompent jamais les personnes habituées à les observer. On pourrait plus facilement confondre l'hystérie avec l'hypocondrie.

Les suites de cette affection sont toujours fâcheuses; ce sont : des tics convulsifs, des accès de suffocation, des paralysies incomplètes, un état mélancolique, des phlegmasies chroniques, des vomissements nerveux, des maladies du cœur, l'affaiblissement de l'intelligence et des sens, enfin des attaques d'épilepsie.

Les attaques d'hystérie durent ordinairement plusieurs heures, il en est qui se prolongent plusieurs jours; elles sont très-variables quant à leur intensité. On voit quelquefois les accidents quelque temps cesser, pour reparaître ensuite avec la même violence.

Les causes de cette affection sont nombreuses : une constitution nerveuse, l'influence héréditaire; ces malades ont fréquemment parmi leurs parents, des aliénés, des épileptiques, des hystériques, des hypocondriaques; ils sont irascibles et mélancoliques; ils avaient éprouvé, avant la première attaque, des migraines, des étouffements. Les affections morales l'occasionnent souvent, une frayeur, un chagrin profond, les peines du cœur, de mauvaises habitudes. La continence ne donne pas lieu à cette maladie aussi fréquemment qu'on le croit en général, ce sont plutôt les excès contraires; la suppression accidentelle, ou l'apparition laborieuse des régles, un ulcère de la matrice, ou toute autre maladie des organes de la génération. On observe fréquemment, à la suite d'une vive frayeur, ou d'un chagrin profond et inattendu une première attaque, et les malades tombent alors dans un état convulsif.

### *Du traitement.*

Pendant la durée d'un accès qui se manifeste avec violence, il faudra contenir ces malades, afin qu'ils ne puissent se blesser par leurs mouvements convulsifs et désordonnés; on administre souvent avec succès, au début, un demi-gros d'éther sulfurique. On fait aussi respirer des odeurs fétides, les plumes brûlées, l'assa-fétida; enfin, les bains froids, les lavements glacés, les injections d'eau glacée vers la matrice, la glace pilée sur la tête, réussissent fréquemment à diminuer la violence des attaques, et surtout à les abréger. Si elles se prolongent au-delà de plusieurs heures, et s'il y avait crainte d'une conjestion cérébrale, on ferait une saignée; celle du cou serait mieux indiquée.

Pour combattre avec succès cette névrose, il faudra également rechercher la cause qui paraît la produire, base fondamentale de tout bon traitement.

Selon l'indication qui se présente, on pourra recourir aux antiphlogistiques, aux cautères ou aux vésicatoires, à l'acupuncture, au fer et à ses préparations, aux antispasmodiques, à l'assa-fétida, au castoréum, au musc, au galbanum, à l'éther sulfurique, à l'oxide de zinc, à l'opium, à la belladone, au sulfate de quinine; aux bains à diverses températures, aux bains de mer, à l'eau de carlsbad; on éloignera tous les stimulants physiques et moraux. On conseillera les distractions, les voyages, des exercices musculaires.

Les bains fréquemment répétés et prolongés pendant plusieurs heures, tièdes pendant l'hiver, et froids l'été; s'opposer aux rêves dangereux de l'imagination, ne rester au lit que le temps nécessaire au sommeil, des aliments non stimulants; pour boisson, de l'eau pure ou à peine rougie, des tisannes émolliantes ou des infusions de feuilles d'oranger; tels sont les moyens qui réussissent le plus souvent dans cette affection ; d'ailleurs le traitement pourra être modifié, selon les indications qui se présentent.

*Observations.*

M.me L..., âgée de vingt-neuf ans, d'une faible constitution, tempérament limphatique-nerveux, éprouve à dix-huit ans une vive frayeur qui supprime ses règles pendant plusieurs années ; elle se marie à vingt-cinq ans, trois mois après, apparition des menstrues ; mais, pendant les deux ou trois jours qui les précèdent, il y a des douleurs tellement vives, que M.me L... pousse des cris. On conseille des sangsues à la vulve, des demi-bains, qui n'améliorent en aucune manière ses souffrances. Une année s'écoule avec les mêmes accidents. Chaque mois, M.me L... éprouve de violents chagrins, qui donnent lieu à des attaques d'hystérie, consistant en des mouvements convulsifs et une forte constriction au cou, avec étouffement. Ces attaques d'hystérie paraissent chaque mois régulièrement, en même temps que les règles, qui sont toujours aussi douloureuses. Après avoir suivi plusieurs traitements, cette dame vint me consulter, lorsque déjà cette névrose existait depuis deux ans.

Je conseillai de faire usage de l'acétate d'ammoniaque, à la dose d'un gros, chaque jour, en trois fois, pris dans une infusion de tilleul, pendant les jours qui précèdent l'apparition des menstrues; après vingt-quatre heures les douleurs sont disparues. Par suite de ce médicament, M.me L... prend deux jours de suite cinquante grains de sulfate de quinine. Le mois suivant même traitement; il a été suivi pendant six mois. Aujourd'hui tous les phénomènes hystériques ont disparu; cette dame a cessé de prendre le sulfate de quinine; mais, pour faciliter l'écoulement des règles, elle fait encore usage chaque mois de l'acétate d'ammoniaque.

---

M.lle Rosalie B..., âgée de vingt-six ans, fortement constituée, tempérament sanguin, éprouve depuis quatre ans des attaques d'hystérie; elle ne peut assigner aucune cause à cette affection. Ces attaques sont violentes, et elles durent plusieurs heures; il y a régulièrement un ou deux jours d'intervalle entre deux attaques. Il est rare qu'il n'y ait pas au moins six attaques dans un mois.

Saignées générales, bains à trente degrés, boissons émolliantes, cinquante grains de sulfate de quinine, répétés deux jours de suite, pris immédiatement à la fin de l'accès. Pendant plusieurs mois elle a suivi ce traitement, et l'usage du sulfate de quinine sitôt une attaque. Depuis plus de six mois, aucun phénomène hystérique n'a reparu. La périodicité de cette maladie indiquait facilement la nature du traitement à lui opposer.

---

M.lle M..., âgée de vingt ans, assez bien constituée, est prise, par suite de peines du cœur, de symptômes hystériques, qui se renouvellent à la moindre émotion, ce sont des pleurs, ensuite la boule hystérique et des convulsions. Les médications employées pendant plus d'une année, n'avaient eu aucun résultat satisfaisant. On vint me consulter à cette époque : je conseillai une saignée au pied, les bains tièdes prolongés plusieurs heures, des infusions de feuilles d'oranger, trois verres par jour, à l'approche des règles, qui étaient douloureuses ; quelques cuillerées de sirop d'armoise, des lavements d'assa-fétida, et des bols de rhubarbe et de quinquina, ont à la fin fait disparaître cette maladie. Un voyage d'agrément, fait dans ces circonstances, est venu achever de consolider la guérison.



---

Tours. — Imprimerie de MAME.

www.ingramcontent.com/pod-product-compliance
Ingram Content Group UK Ltd.
Pitfield, Milton Keynes, MK11 3LW, UK
UKHW032036260826
14628UKWH00006B/2987